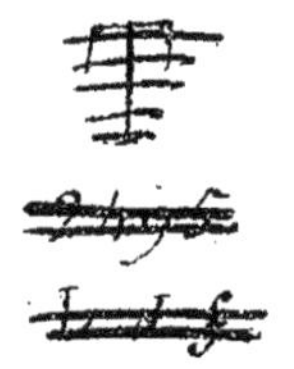

MÉMOIRE

A CONSULTER,

SUR LE

Choléra-Morbus,

LA PESTE, LA PUSTULE MALIGNE,

SUIVI DE QUELQUES RÉFLEXIONS SUR CE QUI A ÉTÉ DIT ET ÉCRIT PAR LES ANCIENS ET LES MODERNES SUR LA NATURE ET LES CARACTÈRES DE CES MALADIES, SUR LES SYMPTOMES QU'ON LEUR ASSIGNE, LES QUALIFICATIONS DIFFÉRENTES QUILEUR ONT ÉTÉ DONNÉES, ET LES REMÈDES QUE CHAQUE MÉDECIN A EMPLOYÉS OU PROPOSÉS, ET CEUX QUE NOUS SOUMETTONS AUJOURD'HUI COMME INUSITÉS,

Adressé à MM. les membres composant toutes les **ACADÉMIES**, **FACULTÉS**, **SOCIÉTÉS DE MÉDECINE** de l'Europe, etc., pour donner leurs avis.

PAR J. ARNAULD,

Docteur en médecine, ancien chirurgien-major de l'hôpital civil et militaire de Villefranche, département du Rhône; ancien correspondant des sociétés royales de médecine de Paris, chirurgien-major à l'armée de S. A. R. Mgr. le prince de Condé; médecin en chef dans les hôpitaux militaires du corps hélvétique en Vallais, et dans l'armée française du Rhin et du Danube; médecin du Collége royal de Moulins, l'un des médecins de service de l'hôpital civil et militaire; membre de la société d'agriculture de la même ville (Allier).

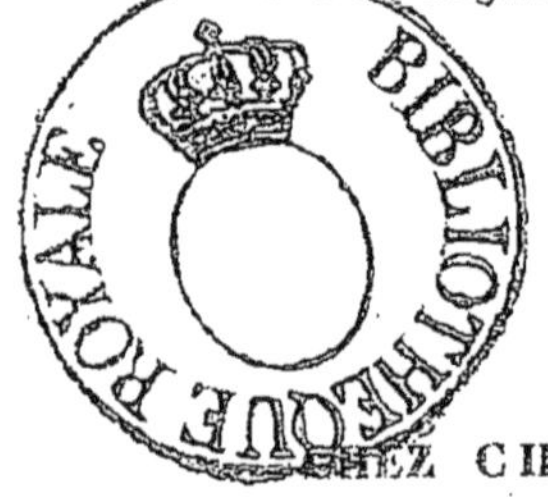

PARIS.

CHEZ CHAMEROT, LIBRAIRE,

QUAI DES AUGUSTINS, N° 13.

MOULINS,

CHEZ P.-A. DESROSIERS, LIBRAIRE.

1831.

DU

Choléra-Morbus,

C'est après les journées de juillet que j'appris, par les feuilles publiques, que le Choléra-morbus exerçait ses ravages dans les états de Russie, et, quelques mois après, qu'il prenait plus d'extension.

Arrivé au terme de mon seizième lustre, j'avoue que je m'occupe peu des choses d'ici bas.

Cependant, quelques connaissances que j'avais acquises dans les maladies pestilentielles, qui peuvent être assimilées au Choléra-morbus, m'imposèrent le devoir de m'en occuper; c'est pour cela que j'adressai un mémoire à l'ambassadeur de Russie (Mgr. Pozo di Borgo), pour être communiqué à l'académie de médecine de Saint-Pétersbourg.

Aujourd'hui que le Choléra-morbus semble s'étendre de manière à causer quelques inquiétudes, je me crois obligé de donner de la publicité à mon Mémoire, persuadé que sans s'arrêter au stile, et ne faisant attention qu'aux faits, on y trouvera peut-être quelque chose d'utile.

Je pense que le Choléra-morbus a quelque rapport avec les maladies pestilentielles, et quoique le siége en soit différent, je ne considère pas moins cette maladie comme une atteinte directe sur le système nerveux, moteur ou sensitif (ce dont on pourra se convaincre d'après ce que je dirai dans la suite), et les vomissemens, et tous les accidens qui l'accompagnent, ne sont, suivant moi, que des effets consécutifs, secondaires ou symptômatiques de cette première atteinte, ainsi que j'ai essayé de l'établir dans un Mémoire que j'adressai dans le temps à l'académie royale de médecine de Paris, sur la fièvre jaune de Barcelonne.

On a donné le nom de maladie épidémique, pestilentielle et contagieuse, à toutes celles qui, dans un rayon indéterminé, attaquent dans le même temps une masse plus ou moins nombreuse d'individus de l'espèce humaine, et épizootie lorsqu'elle atteint les animaux. L'une et l'autre sont occasionnées par un air empesté, empreint d'atômes morbifiques, porté sur l'un ou l'autre système nerveux.

Il est des médecins qui ont prétendu que c'est

par les vaisseaux absorbans que le sinistre nous atteint, d'autres par la respiration, d'autres par les alimens, d'autres enfin par les nerfs alfactifs répondant au cerveau ; plus loin je ferai connaître mon opinion.

Depuis la première invasion des maladies pestilentielles connues, et jusqu'à ce jour, les médecins, même les plus célèbres, se sont perdus en conjectures pour établir d'une manière précise les lieux où les maladies pestilentielles ont pris naissance ; ceux qui se disent les plus instruits, en placent l'origine dans le levant, parce qu'elles y sont plus fréquentes.

Voici comment s'exprime le célèbre Sydenham, médecin anglais, dont l'esprit judicieux ne laisse rien à désirer. » Ne serait-il pas possible (dit-il) » de croire que dans certaine maladie dont la cause » nous est occulte, elle tient à des altérations » inexplicables de certains pays, où les entrailles » de la terre se dégagent des portions vénéneuses » qu'elles renfermaient, et que, comme autant » d'effluves, elles viennent frapper le système des » forces radicales avec plus ou moins de férocité. »

Le docteur Méad, également médecin distingué, dit : » Le principe morbifique peut exister dans un » état stationnaire, plus ou moins long-temps, dans » le corps d'un homme, sans déranger l'équilibre » de sa santé, se montrer ensuite avec plus ou » moins de férocité, ou rester chez lui dans un » état d'inertie, et se transmettre à d'autres indi-

» vidus avec la rapidité de l'éclair, ainsi qu'il est
» arrivé par la translation de trois prisonniers an-
» glais, qui de leur prison étant conduits au tri-
» bunal avec le géolier pour être jugé, causèrent
» la mort à une quantité de personnes qui se trou-
» vaient à l'auditoire; ils furent reconduits à leur
» prison sans la moindre altération dans leur état. »

Dans cette hypothèse, si nous voulons suivre le célèbre *Bichat*, voici comment il s'explique : » Dans
» l'étude de la nature, les principes sont comme
» certains résultats généraux des causes premières
» qui nous sont inconnues, d'où naissent d'in-
» nombrables résultats secondaires. L'art de trou-
» ver l'enchainement des premiers avec les seconds
» est celui de tout esprit judicieux; dans ce cas,
» il n'est pas besoin de savoir ce que c'est que la
» lumière, l'oxigène, le calorique, etc., pour
» étudier les phénomènes. »

Dans l'action du principe morbifique, il est des médecins qui ont prétendu que les miasmes empoisonnés se communiquaient par contagion d'un individu à un autre, par la cohabitation dans un même lieu ; il en est d'autres qui ont assuré qu'il suffisait d'habiter dans une même atmosphère pour en être frappés. Cette dernière opinion fut celle des médecins lors de la peste de Marseille. C'est dans cette pensée que le célèbre médecin de Moscow (le docteur Mertens) séquestra tous les enfans trouvés de l'hôpital, qu'il les préserva de la contagion. D'autres médecins ont nié l'existence de la contagion, et ont soutenu que le principe morbifique exerçait sur les masses, et que quoique le germe pestilentiel ne se déclarât pas dans le même temps sur tous les individus, cela ne dépendait que d'une disposition particulière à chacun d'eux, et nullement d'un contact plus ou moins immédiat. Chacun, pour soutenir son opinion, y a mis de l'aigreur, au point que l'on en est venu à des personnalités.

L'on devait penser qu'il était, et qu'il est des circonstances où la même maladie, à des époques différentes, était ou n'était pas contagieuse, ainsi qu'on l'a remarqué dans certaine petite vérole épidémique, et avant, comme l'ont fait observer des médecins qui ont habité les échelles du levant, qui, avec les mêmes caractères, étaient bénignes dans les uns, et mortelles dans les autres. Sydenham fait la même remarque dans son Traité sur les fièvres épidémiques qui règnent en Angleterre.

Dans mon opinion, il me semble, qu'en conservant la première étymologie de fièvre maligne, et en prenant pour type les fièvres ou *affections cérébrales, malignes; le typhus, la fièvre jaune* dans les plus meurtrières, en les signalant par leurs symptômes dans le cours de chaque période, dans chaque terminaison, et en les classant par premier, deuxième et troisième ordre, on arriverait à former une bonne nosographie, et à gagner un temps précieux que l'on n'emploierait plus qu'à l'observation.

Chaque dissident s'est fait un tableau nosographique sur les caractères qu'il a cru reconnaître pour être l'essence de la maladie qu'il a eu à traiter. Le docteur Paris est un des premiers médecins dont la prolixité a fait naître le plus d'incertitude. Dans sa nomenclature des fièvres pestilentielles, il les distingue et les qualifie de fièvre bilieuse, putride, dissenterique, muqueuse, sanguine, etc. C'est par toutes ces variations que l'on s'est éloigné du véritable point de vue sous lequel on devait la considérer.

J'écarte pour un instant toutes ces divisions, afin de ne m'attacher qu'à la médecine symptomatique. Sans en rechercher les causes, j'ouvre le grand livre sur les maladies pestilentielles, et je vois dans le nombre de celles qui ont désolé l'Europe, en particulier les états romains, celle de Florence en 1342. L'historien nous dit : « le mal attaquait successivement toutes les parties du corps, les » symptômes en étaient affligeans, les progrès ra- » pides. Dès les premières atteintes par la contagion, » l'ame perdait de ses forces, à mesure que le mal » augmentait d'intensité ; les insomnies, les ter- » reurs, les convulsions n'étaient pas les seuls » tourmens réservés aux malades pendant la fièvre ; » une soif ardente, une chaleur brûlante dévoraient » les entrailles des malades, des bubons, des » taches noires, livides, des ulcères couvraient la » presque totalité du corps. A des yeux enflammés, » à des oppressions, une haleine fétide se réunissait

» à un flux de bouche d'une humeur sanguinolente,
» d'une odeur cadavéreuse. Si quelqu'un échap-
» pait à ce cruel fléau, son existence était d'autant
» plus à plaindre, qu'il ne l'avait rachetée le plus
» souvent qu'aux dépens d'une aliénation mentale,
» ou la perte de quelques membres ou de leurs sens;
» les malades allaient jusqu'au neuvième jour. «

A une autre époque, dans une fièvre pestilentielle, les symptômes s'annonçaient par des saignemens de nez, des engorgemens aux aines, sous les aisselles, ensuite par des taches livides sur toute l'habitude du corps; les malades périssaient le troisième jour sans apparence de fièvre.

En suivant les médecins dans ce qu'ils ont dit des pestes de Marseille, de Moscow, dans celle qui s'est manifestée en 1808, la maladie des Espagnols, autrement dite la fièvre jaune des Espagnols, même dans celle qui a exercé ses ravages sur l'armée française en Égypte, dans le typhus épidémique, etc., on reconnaîtra dans toutes une atteinte primitive du système cérébral, que tous les accidens, qui arrivent, ne sont que symptômatiques, secondaires ou consécutifs, qu'ils ne diffèrent que par le plus ou moins haut degré d'intensité, que les variations dans quelques symptômes, n'en sont que des épiphénomènes, qui ne changent rien du caractère de la maladie.

J'ai dit que les animaux, et particulièrement les bêtes à cornes étaient exposés aux mêmes influences et aux mêmes impressions que les hommes; c'est pour cela que je vais placer ici une maladie, qui se rattache à celle qui a régné sur les hommes en 1342. Celle-ci pourra nous conduire à des inductions, peut-être utiles dans la connaissance des maladies pestilentielles, sur les hommes et les animaux.

En 1774, une maladie épizootique se déclara dans un village du *Béarn*. Comme un des plus anciens élèves de l'école royale vétérinaire de Lyon, j'aurais été du nombre de ceux qui y furent envoyés, si je ne me fusse pas trouvé en Bourgogne pour une maladie charbonneuse qui y régnait.

Les deux élèves qui y furent envoyés, conformément à l'usage, adressèrent à la direction de l'école un premier rapport pour annoncer que la maladie paraissait circonscrite dans un seul village, où se trouvaient de soixante à cent bêtes à cornes; que d'après les renseignemens qu'ils avaient obtenus, elle ne s'était déclarée que depuis que des corroyeurs étaient arrivés d'une foire de Bayonne, où ils avaient acheté des cuirs qu'on leur dit venir de Russie.

Dans un second rapport très-rapproché du premier, voici comment s'expriment ces deux élèves, dans le narré des symptômes : » Après un examen » général, les symptômes sont très-énergiques, le » flux de bouche, des yeux, des naseaux, la diar» rhée dans quelques animaux en apparence critique » n'apportent aucun soulagement ; les tumeurs, » les exanthèmes qui se montrent à des jours et à

» des temps indéterminés sur différentes parties du
» corps ; la plupart d'entre eux, en plus ou moins
» grand nombre, et à leur volume plus ou moins
» considérable, nous ont semblé plutôt une aug-
» mentation qu'une diminution du mal; nous avons
» pensé devoir l'attribuer à la violence et aux effets
» de l'humeur morbifique sur les parties qu'ils irri-
» taient, et non aux mouvemens spontanés des
» efforts de la nature.

» D'autres symptômes nous ont montré l'activité
» et la subtilité étonnante du ferment délétère,
» qui du moment de l'invasion, attaquent dans
» un nombre de bêtes à cornes presque tous les
» nerfs des viscères qui en est le principe ; c'est ce
» dont nous nous sommes assurés par des mouve-
» mens continuels et désordonnés de la tête, par
» l'extinction des nerfs de l'ouï, par l'affaiblisse-
» ment de la vue, pas la difficulté qu'ils avaient
» à se mouvoir, par la contraction du pouls vif et
» inégal, par la prostration des forces, presque
» subite.

» Dans l'examen du cerveau des animaux enle-
» vés par la contagion, nous avons trouvé des
» épanchemens plus ou moins considérables, plus
» ou moins dissous des membranes cérébrales,
» dans un état d'inflammation au plus haut degré.

» Ce sont tous ces symptômes qui nous ont por-
» tés à croire que les fonctions étaient trop débi-
» litées pour que la nature pût se dégager du
» sinistre, l'expulser au-dehors et opérer des crises

» salutaires, parce que l'abattement des forces
» vitales était trop voisin du principe de la mala-
» die, et que nulle espérance de vaincre ne pouvait
» se coïncider avec un traitement méthodique,
» surtout lorsque l'abattement était accompagné
» d'une diarrhée sollicitée par le spasme de la
» membrane intestinale, accompagnée de déjec-
» tions vertes, noires et fétides, suivie ou pré-
» cédée d'exanthèmes ou bubons, qui se refusaient
» à toute maturité, ou qui disparaissaient sur-le-
» champ, pour se reproduire de nouveau sous des
» formes de pustules ou petits boutons, d'aphtes
» ou de chancres, qui assiégeaient les fausses
» nasales et leurs orifices, la langue, le palais et
» l'arrière-bouche; il en est qui sont frappés de
» vertiges, de frénésies et de mugissemens, ce
» qui prouve que le cerveau a été violemment
» intéressé.

» Tous ces symptômes diminuent à mesure du
» décroissement des forces de l'animal, la chaleur
» vitale fuit, les urines sont bourbeuses, coulent
» involontairement, les déjections cadavéreuses,
» accompagnées de météorisme qui annonce l'exis-
» tence de la gangrène de tout le canal intestinal,
» et la mort qui survient peu de temps après.

Sur ce rapport, M. de Bourgelat, fondateur des écoles royales vétérinaires, prononça que cette maladie ne pouvant être traitée que dans un lazaret, il serait difficile d'y assujettir les paysans, qu'il serait plus sage de procéder à l'assommage de toutes les bêtes à cornes du village, d'y établir une garde de sûreté comme le seul moyen d'éviter toutes propagations.

Ce Mémoire fut soumis aux deux facultés de médecine de Paris et de Montpellier; la première se décida pour l'affirmative, la seconde, ne la considérant que comme une fièvre putride, prétendit qu'elle était susceptible de guérison, et qu'elle se chargerait de la direction du traitement. Les deux élèves se retirèrent, quatre médecins de cette faculté entrèrent en fonction.

C'est donner, en raccourci, le résultat de leur opération, que de dire qu'après deux ans de traitement, plus de cent vingt mille bêtes avaient péri; que le gouvernement, ayant à redouter un embrâsement général, ordonna l'assommage de tout ce qui se trouverait dans le confluent de l'infection. Vingt mille hommes de troupes furent employés, pour former un cordon, et empêcher la sortie d'aucune bête renfermée dans l'enceinte du pays infecté. Le clergé intervint, pour exhorter les habitans à se résigner à ce sacrifice d'utilité.

Si des animaux, je retourne aux hommes, et que je veuille m'arrêter un instant sur la maladie des prisonniers espagnols qui ont traversé la France en 1808 et 1809, je dirai qu'elle portait avec elle des caractères essentiellement morbifiques et contagieux. Je vais en donner en raccourci l'historique.

J'habitais la campagne, à deux lieues de Moulins; une affaire m'y ayant emmené; j'appris que la contagion s'était répandue dans la ville, que déjà quatre médecins, plusieurs notabilités, avaient succombé sous le poids de l'épidémie.

Retiré dans mon pied-à-terre, je vis arriver M. Lougnon, chirurgien, qui sortait de faire sa visite de l'hôpital, et qui me dit : » Je vous ai su ici, et » suis venu vous voir. « Lui ayant demandé de ses nouvelles, et des progrès de la maladie, après un court détail sur ce dernier objet, il ajouta : » Je » sors de l'hôpital, et je me trouve dans un état » d'ébêtement, comme si j'étais ivre ; sans avoir » de frisson, j'éprouve un sentiment de froid. »

Je n'eus aucun doute qu'il n'eût été frappé par le sinistre, et comme il était d'un caractère faible et pusillanime, ne voulant pas l'effrayer, je lui conseillai un vomitif, un vésicatoire, et l'engageai à aller passer quelques jours à la campagne ; j'appris qu'il avait succombé, le septième jour, à la maladie.

La mortalité avait fait douze ou quinze victimes parmi les autorités ; dans le nombre étaient cinq médecins ou chirurgiens, une sœur de l'hôpital ; lorsque je reçus de l'administration des hospices et du maire, une lettre qui m'invitait à vouloir bien me rendre à Moulins pour prendre le service de l'hôpital ; m'y étant rendu, je ne trouvai que le docteur Prieur, mon ancien camarade, à qui je demandai des détails sur le caractère et les symptômes de l'épidémie ; j'ajoutai que j'avais vu le docteur Lougnon qui m'avait rendu compte de ce qu'il avait éprouvé à la sortie de sa visite de l'hôpital ; il me dit que tous ceux qui avaient été atteints par la maladie, avaient tous éprouvé les mêmes symptômes dans le début ; que tous avaient succombé sous le poids d'une fièvre attaxique au plus haut degré, du neuvième au quatorzième jour; que pas un n'en était réchappé.

La maladie des Espagnols, dans ce qui les concernait, tirait à sa fin, et comme la totalité des malades, en arrivant, était des second et troisième degrés, ils ont tous péri, les uns avec la perte d'une oreille, d'autres avec celle d'un doigt de la main ou des pieds, ramassés en un peloton, terminant leur existence par un léger plaint.

J'eus occasion de voir, quelques jours après mon arrivée, une dame de la campagne, âgée de 66 ans et un jeune homme de 25 ans, à qui je crus trouver tous lès symptômes de la maladie régnante; je fis administrer sur-le-champ un émétique et un vésicatoire à la nuque, pour tisanne une légère infusion de feuille d'oranger, le lendemain un second émétique, un vésicatoire à chaque bras, le troisisième jour, un semblable émétique et un vésicatoire à chaque jambe.

Le quatrième jour il ne restait à ces deux malades qu'un peu de lassitude et une légère douleur de tête.

Considérant que le vomissement ayant augmenté l'action du cœur et des gros vaisseaux, par le même effet, celui des muscles de la poitrine et du bas ventre, je leur fis appliquer à chacun deux sangsues à chaque jugulaire. Cette déplétion me parut suffisante, un minoratif le septième jour, les a conduits à une parfaite convalescence. La garde-malade qui a servi cette dame fut attaquée d'une fièvre attaxique et resta pendant quarante jours en danger.

Qui veut la fin veut les moyens. On demandera pourquoi cette répétition de trois émétiques et d'autant de vésicatoires? Je répondrai : Par l'émétique, non-seulement je procurai le déblai de l'estomac; j'en augmentai la contraction et le réhaussement du mouvement général, l'eau prise dans le vomissement comme un lavage général, et les vésicatoires comme un attractif de ce qui pouvait exister dans l'intérieur.

Occupé depuis soixante ans de ce qui a été dit et écrit sur les maladies épidémiques en général, et sur les épizooties, je n'ai perdu aucune occasion de m'instruire sur le sentiment de ceux qui s'y livrent continuellement. La description que l'on trouve de la peste de 1342 dans les états romains, et celle de 1774 qui a régné en Béarn sur les bêtes à cornes, abstraction de l'espèce, ont beaucoup de conformité; il ne manque à l'une et à l'autre qu'une description plus méthodique des symptômes attachés à chaque période. C'est sans doute par cette confusion que l'on a perdu de vue les vrais caractères de cette maladie et ses divisions.

Une circonstance s'est présentée, je l'ai saisie, et j'espère, en la présentant, la décrire avec plus d'ordre, peut-être la rendrai-je plus intelligible.

En 1814, époque où les alliés entrèrent en

France, ils se firent suivre par les lots de bœufs pour la nourriture de leur armée, ils venaient en grande partie de la Russie.

Ces animaux, répandus sur une partie du territoire français, déposèrent les germes d'une maladie essentiellement pestilentielle; la contagion fit des progrès rapides, désola par la mort des bestiaux les pays où ils séjournaient, même ceux où ils ne s'arrêtaient pas.

Le département de l'Allier était environné, dans la moitié de son rayon (le nord et l'est), par les animaux frappés de la contagion.

Un propriétaire de la commune de Coulanges (Allier), qui n'était séparé du confluant de l'infection que par la Loire, eut l'imprudence d'envoyer un domestique avec un char attelé de quatre bœufs, pour aller chercher des matériaux de construction.

Le lendemain, les quatre bœufs furent frappés par la contagion. Des vétérinaires du département voisin furent appelés par le propriétaire pour les traiter, lorsque le lendemain d'autres bœufs de la ferme étant tombés malades, le maire de la commune qui en fut effrayé, en instruisit M. le préfet pour réclamer du secours.

M. le préfet me communiqua la lettre de M. le maire; il m'engagea à me rendre sur les lieux pour prendre connaissance de la maladie.

Arrivé chez le propriétaire, je crus reconnaître dans la première inspection que je fis des bêtes malades, beaucoup d'analogie avec l'épizootie de 1774.

Je fis cesser tout traitement, j'écrivis à M. le préfet que j'allais passer la Loire et me porter dans le confluant de l'infection pour mieux me pénétrer des caractères de la maladie; je l'engageai à envoyer un vétérinaire que je lui désignai, avec invitation de ne se livrer à aucun traitement, accompagné d'un piquet de dragons pour cerner la ferme et empêcher qu'il n'en sorte plus une seule bête; le vétérinaire coucha chez le propriétaire pour suivre la marche de la maladie.

Je restai deux jours à parcourir un rayon assez étendu, où tous les animaux sans exception étaient attaqués de la maladie. Je fus accompagné par des vétérinaires très-instruits et fort complaisans, qui me conduisirent dans des pâturaux : là, me dirent-ils, ce sont ceux qui sont arrivés à la troisième période de la maladie; sous des hangards, ce sont ceux qui ne sont encore qu'à la seconde période : dans les étableries se trouvaient des animaux qui n'étaient pas encore malades et ceux qui n'étaient qu'à la première période. Tous convinrent que les sétons et les remèdes intérieurs avaient été sans succès, et qu'ils étaient insuffisans.

Rentré dans mon département, je me rendis dans la ferme infectée, où se trouvaient dix malades; j'examinai le journal du vétérinaire, et l'invitai à écrire trois fois le jour ses observations.

Arrivé à Moulins, je fis le tableau de la maladie

à M. le préfet, en ajoutant que je ne faisais aucun doute sur la ressemblance de cette maladie avec celle de 1774, et je l'engageai à prendre les mesures les plus sévères pour s'opposer à toutes les communications entre la ferme infectée et celles du village, et de celles-ci avec les villages circonvoisins; je fus d'avis qu'il fallait procéder à l'assommage de toutes les bêtes de la ferme, ou à laisser périr dans le lieu où elles étaient; que toutes tentatives de traitement seraient dangereuses pour le voisinage ; qu'il fallait même pousser la surveillance jusqu'à interdire les foires des environs.

Un réglement fut fait par M. le préfet, avec le vétérinaire et trois dragons placés dans la ferme; il en fut distribué plusieurs dans le village, et d'autres dans les villages circonvoisins; l'ordre fut donné de tenir les chiens à l'attache et de tuer ceux qui étaient vagabonds. Les maires de tous les environs secondèrent parfaitement M. le préfet; la gendarmerie fut chargée de la correspondance; je m'engageai à y faire de fréquens voyages.

Le tableau de la maladie, avec les réglemens de M. le préfet, fut envoyé à S. Exc. le Ministre de l'Intérieur, qui, bien loin d'approuver notre conduite, nous envoya plusieurs brochures pour le traitement. Je n'entrerai pas dans les details sur les qualifications que chaque auteur donnait à la maladie, je me bornai à engager M. le préfet à ne point diminuer ni se relacher sur les mesures de sévérité qu'il avait prises.

La maladie continuait ses ravages chez nos voisins, le nombre des malades de la ferme ne diminuait que par la mort.

Un cas particulier nous donna la mesure de ce que pouvait l'action du principe contagieux. Un parent des colons de la ferme infectée vint lui faire une visite (c'était un dimanche), il ne resta que quelques heures à visiter les bêtes malades ; le lendemain de son retour chez lui, deux de ses bœufs furent atteints de la maladie ; deux jours après il y en eut quatre ; on employa les mêmes précautions, plusieurs se sauvèrent par une prompte séparation. Ainsi, quoique ce fût en hiver, le malheureux colon n'emporta pas moins sur ses habits le germe de l'infection.

Quarante-cinq jours de cette maladie dans la ferme, ont enlevé par la mort tous les animaux au nombre de quarante-deux, sans qu'aucune des bêtes en ait réchappé.

C'est par cette mesure de sévérité que nous avons étouffé cette maladie dans sa naissance, et que nous avons préservé le département de l'Allier de ses cruels effets.

Je rédigeai deux tableaux synoptiques de cette maladie, qui furent envoyés par M. le Préfet à Son Exc. Par sa réponse à l'un et à l'autre, il nous adressa des lettres de félicitation sur la conduite que nous avions tenue.

Peu de temps après il parut une ordonnance royale qui engageait tous les propriétaires chez lesquels la maladie viendrait à se déclarer, à faire des sacrifices par l'assommage des animaux frappés par la contagion.

Je fis la guerre à l'œil, et j'appris que par l'assommage des bêtes attaquées dans les premières vingt-quatre heures de l'invasion, le cerveau était la seule partie qui se trouvait plus ou moins enflammée, plus ou moins flétrie, avec des épanchemens plus ou moins considérables; que toutes les autres parties du corps étaient dans un état sain et pouvaient être livrées à la nourriture sans danger; après quarante-huit et soixante-douze heures, les viscères de la poitrine se trouvaient dans un état d'inflamation approchant de la gangrenne, le reste du corps se trouvait encore dans un état sain; passé ce temps, toute la masse était frappée de corruption.

D'après cette remarque applicable à l'espèce humaine, j'ai eu la conviction intime que la première impression du principe contagieux se faisait sur le cerveau, et que toutes les autres parties du corps ne l'étaient que successivement.

De l'invasion de cette maladie dans le département de l'Allier, et des symptômes qui l'ont accompagnée.

1re PÉRIODE.

C'est ordinairement au moment où les animaux sont conduits à l'abreuvoir, que comme dans un état d'ivresse, ils bondissent, qu'ils ont la tête haute, les oreilles droites, le regard fier, quelque chose d'ombrageux et même de farouche, buvant plus qu'à l'ordinaire, restant plus long-temps que de coutume à l'abreuvoir.

Rentrés à l'étable avec un peu moins de fierté, ils conservent également la tête haute et les oreilles droites.

Quelques heures après, ils ont la tête penchée obliquement comme pour écouter ; le regard conserve toujours un air farrouche et embronché ; ils deviennent immobiles sur leurs quatre membres ; le pouls est serré, concentré, la respiration est courte, l'appétit, la rumination sont suspendus ainsi que toutes les sécrétions et les excrétions. Cette période se termine par une légère voussure de l'épine en contrebas, ce qui établit une première atteinte des nerfs du rachis.

Je ferai remarquer que tous ces symptômes s'observent dans les premières vingt-quatre à trente-six heures, dans les jeunes bœufs et les forts taureaux, qu'ils sont moins vifs et plus lents dans les vieux bœufs, plus encore dans les vaches et les jeunes animaux.

2e PÉRIODE.

La tête devient pesante et commence à baisser, le pouls est extrêmement plein, dur, des viscosités sur la conjonctive, la bouche, la langue, les oreilles et les cornes ainsi que les extrémités sont chaudes ; l'altération, qui avait diminué sur la fin de la première période, commence à s'accroître, mais les animaux sont paresseux pour se rendre à l'abreuvoir. La rumination est lente, l'appétit nul, toutes les évacuations restent suspendues. Un frémissement que l'on pourrait considérer comme un mouvement convulsif se manifeste dans les muscles de l'encolure et des épaules avec quelques exanthèmes.

A cet état dont la durée est de vingt-quatre à trente-six heures, la fièvre se déclare avec force, tous les symptômes augmentent d'intensité ; la tête devient plus pesante, les animaux se frottent continuellement le bas des extrémités les unes contre les autres ; l'épine se vousse encore plus en contre-bas, les extrémités de derrière s'éloignent de celles de devant, les animaux se retirent en arrière, s'appuyent sur leurs attaches, paraissent dans un état souffrant de la gorge; les urines sont rouges et rares, les excrémens noirs et en petite quantité. C'est à ce moment que se termine cette seconde période, dont la durée a encore été de vingt-quatre à trente-six heures, et que je porte de quarante-huit à soixante-douze heures du commencement à sa fin. Je reviendrai sur cette seconde période.

3e PÉRIODE.

Celle-ci s'annonce par une diminution graduelle de tous les symptômes inflammatoires, l'action du sinistre semble tout porté sur les viscères du bas ventre, qui s'annoncent par de légers borborygmes, des exanthèmes qui paraissent sur les reins, les muscles abdominaux, qui disparaissent, pour se montrer ensuite dans d'autres endroits. Les urines plus abondantes et moins rouges, les excrémens sont plus mous et plus abondans, la fièvre et les autres symptômes perdent peu-à-peu de leur intensité, les animaux ne boivent que par boutade; s'ils prennent du foin, ils le rendent après l'avoir pelotonné dans leur bouche; peu-à-peu le pouls devient faible, la chaleur de la bouche, des cornes et des extrémités diminue insensiblement, les borborygmes augmentent, le ventre se tend, la peau sur laquelle on a observé des exanthèmes se déprime, une diarrhée séreuse et des urines bourbeuses coulent en abondance; bientôt elles prennent une odeur cadavéreuse, insensiblement la chaleur de la circonférence fuit, des chancres s'établissent aux lèvres, aux naseaux, accompagnés d'un écoulement séreux ; de pareils chancres paraissent au rectum, les yeux deviennent caves, l'animal se ramasse par le rapprochement des quatre extrémités, la colonne dorsale se vousse en contre-haut, les animaux se couchent et périssent en rendant un léger plaint.

Ces symptômes sont ceux qui se déclarent dans les animaux les plus forts, et leur durée est de 7 à 9 jours au plus, en raison de la force et de l'âge ; il en est qui périssent des 12 à 15, d'autres au 20e; il en est qui sont allés jusqu'au 27e jour.

L'autopsie ne nous a laissé aucun doute sur les caractères d'une fièvre putride, mieux caractérisée par la pourriture universelle, particularité que l'on ne rencontre pas dans les fièvres putrides ordinaires.

J'ai dit que je reviendrais sur cette question, parce qu'elle devient de la plus haute importance dans l'idée que l'on doit se former de toutes les maladies en général, sans lesquelles on flottera dans une mer d'incertitude.

Il me paraît démontré maintenant que le principe morbifique a frappé le système moteur, que le cerveau est devenu le siége exclusif où le poison a été déposé ; que là, il a agi comme un corps de glace sur tout le système locomóteur, ce que tous les individus de l'espèce humaine, atteints par la maladie, ont déclaré avoir ressenti, et ce que les médecins ont reconnu par un état d'ivresse et d'ébriété chez tous leurs malades.

Cette affection, essentiellement cérébrale, est unique dans son espèce ; le système sensitif jusque-là est étranger à cette première commotion dont les effets, pour la durée, sont plus ou moins longs, en raison de l'âge et de la force des sujets ; plusieurs individus ont succombé dans cette première attaque. Après cette première attaque, qui a en quelque sorte frappé de mort le principe de vie, ce même poison abandonne en quelque sorte sa victime, et par son incubation sur le principe des forces sensitives, il l'attaque à outrance, pour le conduire à une mort générale de toutes les fonctions organiques, par une pourriture étrangère à toutes celles que l'on remarque dans les fièvres putrides ordinaires.

Ce mécanisme de défection a été parfaitement

senti par le docteur Mertens dans la peste de Moscow, lorsqu'il a dit : « 1°. La maladie est une af-
» fection cérébrale dans le principe ; 2°. et de
» nature putride, bien différente de celle des fièvres
» putrides ordinaires. » C'est comme s'il eût dit : J'ai reconnu deux maladies produites par la même cause, l'une cérébrale et l'autre putride.

Sous le rapport de la seconde question que je vais rétablir. En parlant du second état de la maladie, j'ai dit : » La tête devient pesante et commence à
» baisser, le pouls est extrêmement dur, des vis-
» cosités sur la conjonctive, la bouche, la langue,
» les oreilles ; les cornes, ainsi que les extrémités
» sont chaudes ; l'altération qui avait diminué sur
» la fin de la première période, commence à s'ac-
» croître, mais les animaux sont paresseux pour se
» rendre à l'abreuvoir, la rumination est lente,
» l'appétit nul, toutes les évacuations restent sus-
» pendues, un frémissement que l'on pourrait
» considérer comme un mouvement convulsif se
» manifeste dans les muscles de l'encolure des
» épaules avec quelques exanthèmes qui dispa-
» raissent promptement.

» A cet état dont la durée est de 24 à 36 heures,
» la fièvre, etc. »

On voit par cette première description, que j'ai syncopé en deux états bien différens cette première période ; qu'il ne devrait rester aucun doute que le premier état que j'ai signalé pour être le commencement de la seconde période, n'est autre chose que la première de la seconde maladie, c'est-à-dire, de la fièvre putride ; et que le second membre de la phrase qui commence par ces mots : à cet état dont la durée est de 24 à 36 heures, la fièvre, etc., doit être le commencement de la seconde période, état où dans toutes les fièvres, les symptômes sont beaucoup plus intenses ainsi que je l'ai fait remarquer ; d'où je conclus que le virus pestilentiel produit deux maladies distinctes et séparées l'une de l'autre ; ou que la seconde n'est que consécutive, ou que l'effet de la seconde. L'autopsie cadavérique m'a confirmé dans cette opinion. C'est au temps et à l'observation qu'est réservé le droit de l'apprécier à sa juste valeur.

D'après ce que j'ai observé et ce que j'ai recueilli des auteurs qui ont écrit des maladies pestilentielles, je pense qu'il n'en est aucune qui ne se soit pas annoncée par un frisson ; que ce symptôme doit exister dans le choléra-morbus, et qu'il doit devenir le point de mire des médecins qui se sont livrés ou qui se livreront à l'étude et au traitement de cette maladie.

Ne pourrais-je pas trouver dans l'ouvrage de M. le docteur Audouard sur la fièvre jaune qui a régné à Barcelonne, quelques points de contact qui puissent se lier à ce que je viens de dire sur les caractères et les symptômes des fièvres pestilentielles, et tirer de cette réunion quelques faits qui pourraient devenir utiles à notre sujet.

L'auteur, dans son introduction, dit : « La peste,

» le typhus, la fièvre jaune, l'intermittente per-
» nicieuse, sont des maladies contagieuses quel-
» qu'en soit la durée.

» Dans la fièvre jaune, l'auteur signale la pre-
» mière période par un sentiment de froid stupé-
» fiant, tremblement, fluctuosité avec nausées,
» chaleur de la peau au dessus de l'état naturel,
» accompagnés d'accidens nerveux, délire, vertige,
» spasme, découragement, céphalalgie suborbi-
» taire, pesanteur de tête, traits altérés, la face
» plus colorée, les yeux plus animés, la conjonc-
» tive, les urines et les selles rares, des douleurs
» dans les lombes.

» Dans la seconde période, avec la céphalalgie,
» les yeux sont plus étincelans et plus animés, la
» région épigastrique plus sensible, les urines plus
» rares et plus foncées, la peau aride, continuation
» des douleurs dans les lombes.

» Troisième période, couleur plombée, regard
» fixe comme hébêté, flatuosité, à mesure que la
» maladie approche de sa fin, yeux caves, haleine
» fétide, écoulement de matière écumeuse par la
» bouche, pelotonnement de toutes les parties du
» corps, accompagné de gémissemens aux
» approches de la mort.

Ailleurs en parlant de la bile, il dit : » J'avouerai
» que jusqu'à ce jour, où je dégustai la partie sé-
» reuse de la matière noire, j'avais cru à sa présence
» dans tous les tissus, dans toutes les humeurs qui
» étaient jaunes. La première impression qu'elle

» me causa au palais ne m'ayant pas fait découvrir
» la plus légère amertume, je crus m'être trompé,
» et je dégustai de nouveau, mais la sensation fut
» la même ; c'est alors que mes idées changèrent ;
» tout ce que l'on avait écrit et ce que j'avais écrit
» moi-même sur la matière bilieuse de la fièvre
» jaune, ne me parut plus qu'un rêve.

Dans un autre paragraphe il dit : » Je dois faire
» connaître ce que je pense sur la question impor-
» tante de savoir si le système nerveux joue un rôle
» principal, ou s'il n'est mis en mouvement que
» secondairement dans la fièvre jaune. Ce système
» considéré dans ses rapports avec les organes des
» sens, reçoit les premières impressions et les com-
» munique au reste de l'individu ; delà il en infère
» que lorsque le miasme contagieux vient frapper
» quelques organes, il y produit une sensation per-
» çue par les olfactifs, se communique avec la
» rapidité de l'éclair sur le centre des sensations,
» ce qui est prouvé par les vertiges, les défaillances,
» les spasmes partiels, en proportion de l'incubation ;
» cette circonstance doit le faire considérer comme
» un vrai poison qui porte avec lui une atteinte
» directe et profonde au principe de la vie, quelque
» temps après son injection ; ce qui est prouvé par
» des frissons, des douleurs de tête et de reins ; la
» fièvre, qui survient, ouvre la scène, sans qu'on
» ait souvent le plus petit indice du jour ou de
» l'heure où s'est opérée l'incubation. »

On voit que suivant l'auteur, le poison, dans sa

première impression, frappe de mort le principe de la vie, que ce n'est ensuite qu'après son incubation, qu'il va exercer son action sur le principe sensitif, et terminer son ouvrage par une corruption générale ; d'où l'on doit conclure qu'il considère la fièvre jaune sous deux rapports différens, le premier comme une affection essentiellement cérébrale ; le second comme une fièvre putride d'un genre particulier, ainsi que l'a fait remarquer le docteur Mertens dans la peste de Moscow, d'où je conclus avec l'auteur, que c'est par une action toute réfrigérante que le principe morbifique agissant sur l'organe cérébral, détruit la chaleur vitale aussitôt qu'il a frappé la victime ; que ce n'est ensuite que secondairement, c'est-à-dire, après 24 à 36 heures, qu'étant incubé et fixé sur le principe nerveux sensitif, il agit par un mécanisme différent du premier, en portant le désordre et la perturbation dans toute la machine. Ce sont ces différences, qui m'ayant paru très-sensibles, m'ont déterminé à faire de la même cause deux maladies bien différentes l'une de l'autre, que j'ai qualifiées, la première sous le nom d'affection cérébrale, la seconde sous le nom de putride ou fièvre de pourriture.

S'il était vrai de dire ou de croire que toutes les maladies pestilentielles portent avec elles tous ces caractères, je me croirais autorisé à dire que le choléra-morbus doit être rangé dans la même cathégorie, qu'il contient également un principe réfrigérant, dont l'action primitive a été de porter un sentiment de froid plus ou moins long, et que ce n'est qu'après ces premiers symptômes que tous ceux du volvulus se sont montrés avec plus ou moins de férocité.

Dans ce sens, je n'en persiste pas moins à dire que le principe moteur a reçu le premier la commotion électrique du venin, et que ce n'est que secondairement que le plexus solaire ayant été atteint, le cœur, le poumon, le diaphragme, l'estomac et tout le tube intestinal se sont trouvés compromis dans tous ces désordres.

Le choléra-morbus ainsi que toutes les maladies pestilentielles, doivent être considérés comme autant d'affections éminemment nerveuses, affections pour lesquelles, la médecine thérapeutique a trouvé peu de ressources ; il en est de même pour des affections nerveuses qui n'ont rien de contagieux, tels que la *paralysie*, l'*enciplégie*, les *convulsions*, la *rage*, le *tétanos*, le *rhumatisme*, *etc.*, *etc.*, maladies pour lesquelles les plus célèbres médecins ont eu à déplorer leur insuffisance.

Si je jette un regard sur le passé et sur le présent, je conviendrai qu'il reste encore bien des ressources à la médecine et aux médecins, et que ce n'est que parce qu'on n'a pas consulté la nature, qu'elle est restée muette à nous répondre.

Ce n'est point comme novateur que j'ose prendre place dans la question présente ; ce n'est point à 80 ans que l'on aspire à la réputation, pas plus qu'à la célébrité. Si j'ai pris la plume, c'est pour remettre sur la scène un remède victorieux, pour lequel les anciens et les modernes se sont bornés uniquement à des éloges : c'est du feu que je veux vous entretenir, c'est à dire, du cautère actuel et du moxa.

Le présenter comme un remède, à toutes les affections nerveuses chroniques, une panacée universelle suivant les anciens, serait encourir le blâme de quelques censeurs amers. Sans vouloir en fixer les limites, je vais présenter un compte sommaire de mes opérations depuis soixante ans. Sur plus de mille malades à qui je l'ai appliqué, j'ai recueilli trois cents observations très-intéressantes sur la plus grande quantité des maladies nerveuses qui attaquent l'espèce humaine. J'ai divisé par catégorie, ce recueil que j'offre aux académies ou facultés de médecine qui désireraient y donner de la publicité.

Pour mettre le lecteur à même de juger, je vais donner un extrait de l'opinion des plus célèbres médecins de ce siècle. J'y joindrai un extrait de celle des anciens, suivi de quelques observations analogues au sujet que je traite, c'est-à-dire, le choléra-morbus.

» Le feu, nous disent les modernes, agit sur « les deux systèmes moteur et sensitif, à la faveur « des nerfs et des vaisseaux absorbans. C'est par « son calorique qu'il pénètre et qu'il augmente l'é- « nergie du cœur et des gros vaisseaux, et par cela « même qu'il en diminue les angles, qu'il rompt « tous les obstacles qu'il rencontre, par une suite

« du mouvement général, il augmente les sécré-
« tions et les excrétions ; c'est dans ce principe vi-
« tal du feu que réside la faculté de liquéfier les
« humeurs, d'ouvrir les pores de la peau, d'aug-
« menter la souplesse, de diminuer sa rigidité, de
« procurer ces titillations heureuses sans lesquelles
« les fonctions vitales et animales ne pourraient se
« soutenir dans un juste équilibre.

Si je voulais rapporter tout ce que les médecins de l'antiquité ont dit et écrit sur les éloges du feu, en commençant par Hypocrate, un volume suffirait à peine. Après une longue énumération des maladies où il dit que le feu est le véritable moyen de les attaquer, il finit par cette phrase : » le feu
« est le véritable ami de l'homme, la dernière res-
« source du médecin, et le réconfort du malheu-
« reux.

Quelques médecins, en parlant d'Allebullesis, l'ont qualifié d'illuminé par son langage dans l'éloge qu'il fait du feu, lorsqu'il dit : « avec lui tout
« disparaît ; le feu ne peut cesser qu'avec le soleil,
« le ciel et la terre ; c'est l'Hercule d'ici-bas que
« Dieu a mis dans les mains de l'homme pour dé-
« truire tout ce qui peut lui nuire et l'incommo-
« der. »

Je me bornerai à ce que dit Théophrate le péripatéticien, en parlant du feu ; il le désigne sous le nom de multiforme : « sa forme mobile soumet
» tous les corps à son empire, la terre, les métaux,
» les plantes, les animaux, quelle que soit la na

» ture des choses et des matières, soit qu'elles
» soient sèches, rares, mobiles, immobiles, na-
» turelles ou artificielles; tout en un mot où il
» existe en plus ou moins grande quantité; il n'y a
» point d'ennemi qu'il ne soumette à son empire;
» seul et dans sa virilité, il est toujours le même,
» il frappe de mort et de destruction tout ce qui
» résiste à sa volonté. »

De plus longs détails pourraient détourner l'attention du lecteur; je vais me borner à lui mettre sous les yeux quelques observations tirées de mon recueil, comme un moyen pour les mettre en harmonie avec ce que nous proposerons dans le traitement du Choléra-morbus.

Ire. OBSERVATION.

En 1785, le domestique de l'abbé Burin fut attaqué d'une affection titanique de la mâchoire inférieure, pour avoir couché dans une nuit du mois d'août dans un endroit très-frais, maladie appelée en Amérique mal de mâchoire; deux boutons de feu avec cautère à olive sur chaque articulation, firent cesser les accidens dans l'espace de trois heures.

2e. OBSERVATION.

En 1794, dans mes voyages, faisant quelque séjour à Soleure (Helvétie), je fus appelé à l'hôtel de la Couronne en consultation avec le docteur du lieu, M. Hotz, pour voir une des filles de peine de la maison, qui venait d'être frappée d'une affection titanique de tout le côté gauche et d'une partie de la mâchoire ; on nous dit que c'était la suite d'une gale mal guérie, avec une fièvre quarte.

Arrivé près d'elle, je la trouvai avec le regard vif, le teint animé, le poul plein avec des soubreffantes dans les tendons, le poul plein et dur, la respiration courte avec des spasmes du diaphragme, resserrement de la mâchoire. Tout annonçait un danger éminent. Je proposai au docteur comme le seul moyen qui nous restait, le moxa ; il partagea mon opinion. Sur le champ je lui en plaçai un au bras, un second à la cuisse et deux sur la colonne lombaire, revêtus d'emplâtres d'onguent de la mère. L'opération fut faite à 7 heures du soir, j'allai la voir à dix, j'appris de la malade qu'elle se trouvait très-bien, tous les accidens avaient disparu, elle passa une bonne nuit, elle se réveilla le matin avec une légère sueur, et reprit ses travaux le même jour.

3e. OBSERVATION.

A la même époque, je fus consulté par un père célestin de la maison de Paris, qui s'était retiré à Soleure ; il gémissait depuis cinq ans sous le poids d'une mutité absolue, tellement forte que l'oreille sur ses lèvres, on ne pouvait pas l'entendre.

Il m'apporta l'historique de son aventure, dans

lequel je lus que cet accident lui était arrivé à la suite d'un panégyrique qu'il avait prêché à Saint-Germain, et que sortant de la chaire tout mouillé, il n'avait pas changé de linge, que c'est en se levant le lendemain matin qu'il avait perdu l'usage de la voix, que tous les soins lui avaient été prodigués, qu'il avait parcouru plusieurs villes pour y faire usage des eaux minérales dont il n'avait éprouvé aucun soulagement.

Je lui proposai l'application de deux moxa à la base des nerfs; il s'y décida de suite.

Le lendemain, il alla dire sa messe comme de coutume, aux Dames de la Visitation. Quelle fut leur surprise et celle de tout l'auditoire de l'entendre dire partie de sa messe à voix haute, et l'autre à voix basse. Il vint me remercier le même jour; je l'engageai, étant sur mon départ, à se faire appliquer un troisième moxa au bras, pour le conserver en cautère pendant quelques mois. Le lendemain il ne fut plus question de mutité.

4e. OBSERVATION.

C'est encore dans la même ville, et à la même époque, que je fus appelé pour voir une jeune personne de l'âge de vingt ans, couchée à terre sur un matelas, qui après des convulsions horribles, tombait dans un état titanique tel qu'on lui aurait rompu les membres plutôt que de les lui plier.

La maîtresse du logis me dit que cette fille n'ayant pas paru depuis deux jours, et ne sachant ce qu'elle était devenue, elle avait pris le parti de faire ouvrir la porte par la justice ; on la trouva alors toute habillée, dans l'état où je la voyais.

Il s'était porté dans sa chambre quantité de dames émigrées, et plusieurs autres de la ville. Toutes ressources de l'art pharmaceutique m'étaient interdites par le resserrement des dents.

Je dis à deux hommes forts de s'emparer du bras gauche, et à quelques spectateurs de tenir le corps. Je plaçai un large moxa sur le bras. L'ustion n'était encore qu'aux trois-quarts, qu'elle poussa un cri perçant qui effraya les spectateurs, et recouvra la raison pour nous dire que ce cri lui avait été arraché par une vive douleur qu'elle avait ressentie à la maléole externe du pied gauche. L'appareil posé, j'engageai tous les spectateurs à la laisser, en la confiant à la dame du logis, l'assurant que je viendrais la voir dans l'après-midi.

M'étant rendu auprès d'elle, elle me raconta qu'elle était au service d'une famille émigrée qui, réduite à de faibles ressources, était partie sans la prévenir dans la crainte de l'affliger, et que la dame en avait prévenu la propriétaire, que c'est le matin, jour du départ de ses maîtres, que la dame du logis le lui avait dit ; que cette nouvelle la réduisit au désespoir, qu'elle se crut perdue, qu'elle se trouvait dans un moment du cours sexuel qui se supprima tout à coup, que de suite elle perdit la tête et tomba en convulsion.

Je la rassurai de mon mieux, et comme elle était très-adroite, je lui dis que les dames émigrées de la ville ne l'abandonneraient pas ; après un torrent de larmes, elle se calma ; elle reçut de fréquentes visites.

Continuant de la voir, elle me dit qu'elle éprouvait des douleurs à la cheville, qui de là se portaient aux cuisses et aux reins. Je lui observai que ces douleurs, si elles venaient à se calmer, pourraient reparaître et faire son tourment, que le seul moyen de s'en garantir était de les attaquer toutes par le moxa. Sur le tableau que je lui fis de l'avenir, elle ne balança pas à s'y soumettre. J'étais sur le point de partir et ne différai point mon opération qui fut faite le lendemain. Je partis peu de jours après, je priai la bonne dame de Vitri qui habitait Soleure, de vouloir bien me mettre au courant de tous les malades que j'y avais laissés ; par sa correspondance j'ai appris la guérison de tous.

5e. OBSERVATION.

En 1814, Mme. Dauphin âgée de 45 ans, était courbée depuis plusieurs années sous le poids d'une douleur de tête qui l'avait conduite à une telle maigreur de vétusté, qu'on lui aurait donné soixante ans.

A ces douleurs se joignirent des vertiges et un commencement d'ictère avec la fièvre.

Le domicile du mari était à cinq lieues de Moulins; il vint me chercher. D'après l'examen que je fis de la maladie, je préjugeai quelque orage. Je l'engageai à la conduire de suite à Moulins; vingt-quatre heures étaient à peine écoulées que tous les accidens prirent la plus grande intensité, la fièvre devint plus violente, avec des villosités sur la conjonctive, la figure rouge, gonflée et très-enflammée.

En moins de six heures, le mal fit de très-grands progrès, l'engorgement avait gagné la poitrine et les bras, et s'opposait à toute déglutition. En cet état, le malade se plaignit d'un point douloureux entre la première et la seconde vertèbre cervicule, avec un petit point dur de la grosseur d'un petit pois rond. Je le pris d'abord pour un gaglion nerveux que la douleur seule avait pu communiquer par irradiation avec la 8e. paire de nerfs, et avoir été la cause de tous ces désordres.

Dans l'impossibilité d'administrer aucun remède, l'affection me paraissant toute nerveuse, je ne balançai pas à lui appliquer un moxa à chaque bras, et un cataplasme de jusquiame sur le point douloureux.

Vers le milieu de la nuit, les symptômes perdirent leur intensité, la déglutition commença à se faire; le matin à ma visite, l'orage se trouva entièrement conjuré; je trouvai à l'endroit de la petite tumeur tous les symptômes d'un talpa commençant, j'y plaçai un large emplâtre d'onguent de la mère, le foyer occupait plus de six pouces de diamètre; vers le quinzième jour, plusieurs points annonçaient le départ du corps étranger d'où sortait une matière blanche et fibreuse, laissant un vide en forme de clapier qui ne fut cicatrisé qu'au bout de cinquante jours. Les deux plaies du moxa étaient entièrement cicatrisées.

Reprenant l'historique de la nuit où les accidens avaient entièrement disparu, la malade fut mise à l'usage de quelques bouillons de plantes chicoracées. Le mieux a marché à pas de géant. Ce n'est pas en imposer que de dire que Mme. Dauphin se trouva au bout de deux mois avec la fraîcheur et un embonpoint d'une personne de trente ans, et elle jouit encore en ce moment de la santé la plus brillante.

6e. OBSERVATION.

Au mois d'août 1778 je fus appelé pour voir une dame malade; on me montra un enfant de 11 ans, auquel on en aurait donné six tout au plus, de la couleur d'une égyptienne, dans l'état de marasme le plus complet, ne vivant avec sa mère que de la charité publique. On me dit : vous voyez cet enfant, rien ne peut le désaltérer. Lorsqu'elle n'a pas d'eau pour satisfaire sa soif pendant la nuit, elle boit ses urines et celles de sa mère. Je dis aux assistans et à la mère que j'irais demain le matin lui rendre visite.

Rendu à son domicile, je promis de la guérir si

elle voulait laisser bruler sur son estomach le moxa que j'avais à la main. Elle en fut effrayée ainsi que sa mère, elles se refusèrent à l'opération. Je présentai une pièce de six francs, et promis de les nourrir l'une et l'autre pendant quarante jours, ce qui leva tout obstacle, le cylindre fut brûlé et revêtu d'un large emplâtre d'onguent de la mère.

A ma visite du lendemain, la mère me dit qu'elle n'avait bu qu'une fois pendant la nuit, le surlendemain il n'en fut plus question. La guérison s'est opérée en quarante jours; il est étonnant avec quelle rapidité favorable un développement se fit chez cette personne qui n'a plus été reconnaissable au bout de six mois.

7e. OBSERVATION.

Au mois d'août 1820, l'été fut très-chaud; un jeune homme, jardinier de profession, âgé de 22 ans, très-ardent à l'ouvrage, se livra à des arrosemens pendant l'ardeur du soleil;

Il fut atteint d'une fièvre intermittente, pour laquelle on fit appeler M. le docteur Delan qui employa les moyens qui convenaient à sa position.

Le septième jour, les symptômes s'annoncèrent par un resserrement de la gorge avec impossibilité d'avaler aucun liquide; vers les midi, tous les symptômes de l'hydrophobie se déclarèrent; l'approche d'un verre d'eau, d'un pédiluve, lui causait des convulsions. On réclama un lit à l'hôpital, il y fut admis à cinq heures du soir. J'étais de service, je fis appeler MM. Périer, médecin également de l'hôpital, Prieur et Delan. Le premier se trouva absent. Je demandai aux deux autres ce qu'ils pensaient qu'on pût lui administrer. Ils me repondirent que tout médicament leur étant interdit, ils ne voyaient que la saignée. Je leur observai que ce moyen serait plus nuisible que profitable au sort du malade, et que je ne voyais que le moxa sur lequel on pouvait espérer quelque chose. La proposition ayant été acceptée, deux moxa furent placés à la base de chaque nerf récurrent, et un troisième à la nuque. Les emplâtres n'étaient pas encore placés, que je lui fis présenter un verre d'eau qu'il prit sans répugnance, mais avec un peu de difficulté, parce qu'il restait encore un peu de spasme; l'horreur de l'eau n'existait plus. Un quart d'heure après que l'appareil fut placé, on lui apporta un bain de pieds et un verre d'eau : tous les symptômes de l'hydrophobie étaient entièrement dissipés.

A ma visite du matin, l'infirmier me dit qu'il avait bien bu, qu'il avait pris un bain de pieds, et qu'il avait été assez tranquille. Le poul était dur, le ventre tendu; il fut convenu qu'il lui serait donné deux lavemens émoliens et une tisane raffraîchissante.

Vers les six heures du soir, le malade éprouva un léger frisson, la fièvre se déclara vers les minuit, avec des envies de vomir, la nuit fut fort agitée.

A ma visite, le poul était plein, la bouche amère,

et un commencemeut d'ictéricie. Il fut arrêté qu'il lui serait fait une légère saignée de bras, administré un bouillon de veau et deux lavemens. Il rendit une très-grande quantité de bile, eut deux évacuations par le bas. Un nouveau frisson parut vers les six heures du soir, il expira à neuf sans agonie.

L'autopsie faite le lendemain nous montra un état de déssèchement de tous les viscères du bas ventre. Le péritoine adhérant aux vertèbres, la tête et la poitrine ne nous ont présenté aucun signe d'inflammation.

La mort qui n'a rien de douloureux que pour les parens, présente un cas bien extraordinaire et utile à recueillir pour établir que l'hydrophobie n'étant que symptomatique, dépendant d'une attaque sur le rachis, occasionnée par une insolution.

Dire que le moxa serait un remède unique pour combattre toutes les affections vicieuses du système nerveux en général, serait une faute grave qui conduirait à beaucoup d'erreurs celui qui sans le connaître, s'y livrerait avec confiance. Le moxa a son département, le cautère actuel a le sien; c'est à l'homme instruit à en tracer les limites; c'est donc pour ceux qui voudront me suivre ou m'imiter, que je dirai que toutes les maladies qui auront leur siége, ou qui attaqueront le principe sensitif, pourront employer le moxa avec succès, comme aussi toutes celles qui auront leur siége sur le système moteur devront être combattues par le cautère actuel. Je vais présenter au lecteur deux observations qui se rattachent à cette dernière affection.

Première Observation.

En 1779 j'exerçai les fonctions de chirurgien-major de l'hôpital civil et militaire de Villefranche, (département du Rhône), lorsqu'on m'invita à voir le nommé Beaudet, garçon tailleur, âgé de 25 ans, atteint d'épilepsie depuis environ cinq ans, à la suite de la section de la troisième phalange dans sa moitié, de la main droite; ce qui en restait présentait une espèce de petit chou-fleur d'où découlait une sérosité visqueuse.

Les paroximes se renouvelaient toutes les heures; le jeune homme était tombé dans un état d'abrutissement complet, faisant tout sous lui; il ne mangeait que de la soupe lorsqu'on la lui apportait et qu'on lui faisait signe d'ouvrir la bouche.

Il est un fait qui caractérise bien l'état de désordre et le renversement du mouvement péristaltique du système moteur, c'est que ce jeune homme, dans sa pleine santé, avait une jolie figure, un peu à la romaine, et le nez aquilain. A l'époque où je le vis, il était affreux, ressemblant à un crétin du vallois le plus hideux par la quantité des replis transversal de ses joues, de son nez et de son front.

Je dis à la mère et à deux de ses frères présens : allumez-moi du charbon dans un réchaud, je vais revenir. J'allai chercher un cautère; le bras tenu par l'un des frères, j'appliquai le cautère chauffé à blanc sur le moignon du petit doigt, et avec le cautère à olive du diamètre de six lignes, je pratiquai deux brulures, l'une sur le bras, l'autre sur l'avant bras : le tout enduit d'onguent *populeum*, le malade ne poussa qu'un léger plaint à la cautérisation du moignon.

L'opération fut faite sur les cinq heures du soir, j'allai le voir à huit ; la mère me dit qu'il n'avait eu qu'un accès.

A ma visite du lendemain, la mère me dit qu'il avait été fort calme sans aucun accès, le surlendemain elle me fit le même rapport ; je crus reconnaître que les replis transversal de la figure étaient moins saillans, plus effacés ; la mère en avait également fait la remarque. Au troisième jour, il n'était plus question d'accès, la figure approchait de l'état naturel ; enfin, c'est le cinquième jour que le jeune homme sortit de cet état, comme d'une léthargie, sans se douter qu'il s'était écoulé environ cinq ans depuis qu'il avait perdu la raison.

C'est le huitième jour qu'étant dans sa pleine connaissance, je lui demandai s'il ne s'était pas aperçu qu'il se fût passé quelque chose en lui dont il puisse se souvenir, voici sa réponse : « il y « a eu un moment, je ne peux pas me le rappeler, « où j'ai senti quelque chose en moi, mon corps « a tourné comme une omelette dans une poêle. Je n'ai fait aucun doute que ce mouvement a eu lieu au moment de l'opération, mouvement que je comparerai à celui d'un parapluie dont les baleines ont été renversées par un coup de vent, et revenues sur elles-mêmes par la détente des ressorts. La section du doigt a produit sur les nerfs du système moteur leur renversement, le relâchement du ressort a rétabli les baleines, comme la cautérisation le retour du mouvement péristaltique des nerfs moteurs. La comparaison n'est pas élégante, mais elle m'a suffi pour rendre ma pensée.

Deuxième Observation.

En 1820, on apporta pendant mon trimestre de l'hôpital, une laveuse de lessive (la nommée Jeanne), âgée de 55 ans, que l'on avait trouvée dans la ruelle de son lit, frappée d'une attaque d'apoplexie.

Déjà on lui avait donné l'émétique, posé les vésicatoires, lorsque j'arrivai. L'apoplexie s'était terminée par une émiplégie de tout le côté gauche, avec un resserrement qui s'opposait à toute déglutition.

Je dis à la dame de service de la salle (sœur Justine) que j'allais la cautériser; elle me répondit : Que voulez-vous faire à cette malheureuse? laissez-la mourir tranquille, c'est un cautère sur une jambe de bois. Qu'importe, observai-je, il faut n'avoir rien à se reprocher. Je fis alllumer du charbon; avec mon cautère à olive, je pratiquai cinq cautérisations, une à la jambe, la seconde à la cuisse, la troisième au bras, la quatrième à l'avant-bras, la cinquième à la nuque, et avec le cautère à rosettes, j'en plaçai une sixième sur le creux de l'estomac; c'est à cette dernière que la malade poussa un léger plaint.

Après les appareils posés, je prescrivis une tisanne vineuse, quelques tasses d'une infusion de feuilles d'oranger. La bonne sœur me dit encore : Comment la ferez-vous avaler? Qu'importe, lui répondis-je, cela regarde la veilleuse de nuit à qui je la recommanderai particulièrement.

Le lendemain matin je vis arriver la veilleuse toute rayonnante, me dire : La malade a bien bu et elle est mieux. En effet, je la trouvai avec plus de vitalité dans la peau et dans le poul; je fis ajouter au régime un bouillon de quatre en quatre heures. Le troisième jour augmentation du mieux; la malade avait les yeux ouverts. Je lui dis : Marie-Jeanne, cela va mieux. Elle me répondit en ouvrant et fermant plusieurs fois la bouche. C'est à manger que vous voulez. Elle me fit les mêmes signes. Je lui répondis : on va vous donner de la soupe et un peu de vin. L'ordonnance fut suivie ; le quatrième jour mieux, le cinquième elle commença à remuer les doigts de la main, le sept ceux des pieds ; le dix elle leva le bras, le douze la jambe, le quinze elle fut levée, fit un tour de salle en se servant de deux bras; le mieux a continué, et au bout du cinquante-cinquième jour de son entrée à l'hôpital, elle en est sortie et a repris ses travaux.

Ce n'était pas la première cure en ce genre que j'avais obtenue dans la maison. En 1819, un hussard alsacien était renvoyé dans ses foyers pour pareille maladie; depuis cinq ans qu'il était émiplégique, il avait suivi toutes les eaux minérales de France; il n'était que comme passant à l'hôpital pour l'espace de trois jours, lorque je demandai à l'administration de vouloir bien m'autoriser à le garder un mois. Je me bornerai à dire qu'il est sorti de l'hôpital guéri par les mêmes moyens, et qu'au bout de deux mois de traitement il a fait la route à pied, n'ayant pour toute incommodité qu'un pois en cire à la nuque, en forme de cautère, pour éviter de se panser jusqu'à ce qu'il serait rendu chez lui.

J'ai tracé les limites du cautère actuel et du moxa, les inconvéniens et les insuccès qui pourraient résulter de leurs méprises; néanmoins il est des circonstances, où les forces radicales sont tellement compromises que l'on est obligé d'employer l'un et l'autre, ainsi que je l'ai remarqué dans certaines paralysies, dans la morsure des animaux, soit qu'ils soient enragés ou seulement soupçonnés de l'être. Dans ce cas, le cautère actuel est le premier moyen dont on doive se servir, et comme dans mon opinion l'hydrophobie, ou horreur de l'eau, n'en est qu'un symptôme, qu'il n'est que consécutif, je conseille l'application du moxa à la base des nerfs récurrens.

Dans douze observations que j'ai consignées dans

mon recueil sur la morçure des chiens, je suis entré dans quelques détails, soit sur les causes de la rage, sur les symptômes qui dans la morsure des chiens peuvent être vénéneux ; j'ai fait remarquer que tous les individus qui avaient été cautérisés m'ont paru plus gais et plus éveillés qu'avant d'avoir été mordus, ce qui prouve jusqu'à l'évidence l'empire du cautère actuel pour relever l'action du principe moteur, lorsqu'il a été attaqué ou flétri par quelle qu'impression de l'âme.

D'après l'opinion des écrivains tant anciens que modernes, je n'ai présenté que des tableaux vivans, pour en démontrer l'efficacité et la promptitude. Dire que le cautère actuel et le moxa agissent avec la rapidité de l'éclair, c'est démontrer une vérité ; c'est un fluide électrique qui, en rompant tous les obstacles, fluidisfiant et gaséifiant toutes les humeurs, rétablit le cours de la chaleur vitale qui est en surabondance dans un endroit et absent dans un autre, et devient la cause la plus ordinaire de toute perturbation. Rien ne démontre mieux ces sortes de suspensions, que lorsqu'après avoir passé quelques nuits au froid et sans dormir, on se sent saisi d'horripilation à la peau, tandis que l'on est tourmenté d'une chaleur brûlente au-dedans, avec la fièvre, qu'une légère sueur fait disparaître.

Le cautère actuel et le moxa possèdent au plus haut degré la propriété de rétablir toutes les sécrétions et excrétions, d'agir d'une manière toute particulière sur le système des vaisseaux exhalans et absorbans, de faire de ce dernier système un passage pour l'entrée de l'air atmosphérique qui devient une corde sans fin, lavant et délayant toutes les impuretés par les vaisseaux exhalans. Cet air atmosphérique possède en outre des propriétés plastiques bien marquées, que j'ai annotées dans mon recueil d'observations.

Tous ces faits sont pour celui qui ne les a pas observés, autant de phénomènes difficiles à comprendre.

A ce sujet, je dirai qu'expliquer un phénomène, c'est démontrer que les faits qui se présentent n'ont jamais existé. Si un second arrive dans un ordre analogue au précédent, nous commençons à devenir plus familiers par l'attention que nous portons à l'observer; ce qui nous paraissait dificile à concevoir commence à s'expliquer par un autre phénomène plus facile qui s'y rattache ; un quatrième paraît nous en faire concevoir le mécanisme, un plus grand nombre enfin établit l'ordre des successions, pour en classer et en former un code d'observations que le temps fonctionne pour en former l'objet de notre croyance.

C'est donc avec autant d'assurance que de garantie acquise par soixante années d'expérience, que j'ose dire que le feu est de la médecine la partie qui se raproche le plus des sciences exactes, un art en quelque sorte prophétique pour l'homme expérimenté qui peut dans les premières vingt-quatre heures annoncer la marche de la maladie, sa durée, l'espèce de suppuration, ses qualités, et les douleurs qui l'accompagnent. Je ne tarirais pas si je voulais entrer dans des détails sur des cures d'une importance bien plus majeure, mais cela nous conduirait beaucoup trop loin.

Si d'après ce que nous ont dit les écrivains tant anciens que modernes, et les observations que j'ai jointes à l'appui, que rien ne résiste à l'action du feu, que le créateur l'a mis dans les mains de l'homme pour détruire tout ce qui lui nuit et l'incommode, pourquoi ne pas espérer sur ses succès, et croire à quelque exception ! Fort de mes victoires aglomérées avec ce qu'en ont dit les praticiens les plus célèbres, j'ai osé en tracer le plan de campagne, persuadé qu'un grand nombre de collaborateurs voudront bien s'y associer.

Dans le rapport que j'ai donné sur l'épizootie de 1814, j'ai fait observer que c'est dans les animaux les plus forts que la maladie a exercé ses ravages avec le plus de promptitude, et cette remarque pourrait nous conduire à quelques inductions heureuses dans le choléra-morbus.

Il faut toujours faire intervenir l'action des solides, ce qui s'accorde avec l'observation qui montre chaque jour que les constitutions les plus fortes, les plus irritables, sont aussi celles qui sont les plus susceptibles de contagion ; l'action des solides est pour cette communication la main qui reçoit le flambeau ardent qui va allumer un autre flambeau. Tout le système de l'animalité se porte sur la sensibilité nerveuse ; éteignez-la tout s'éteint ; tout le mérite est de distinguer sur quel système s'est porté primitivement l'action du principe morbifique. Dans le cas où vous aurez à combattre une atteinte directe du système moteur, ce que vous reconnaîtrez par une réfrigérence, un froid universel, le cautère actuel doit avoir la préférence, parce qu'il éteint et tue le sinistre et rétablit la vitalité : dans le cas contraire, c'est-à-dire, dans celui où l'action du morbide, soit par incubation ou autrement, apporte une action pertubatrice sur l'organe sensitif, il pourra être attaqué par le moxa dont la propriété est de l'entraîner, et, en s'en emparant, de le chasser au-dehors par des suppurations. Ainsi peut s'éteindre le ferment contagieux qui, venant se montrer sous deux aspects divers, sera combattu chacun avec des armes différentes. Les premières opérations traceront, dans les premières vingt-quatre heures, la règle de conduite des médecins qui sont sur les lieux et dans les hôpitaux.

Le choléra-morbus (1), je l'ai dit, est une attaque

(1) D'après ses recherches, l'auteur croit devoir ranger le Choléra-morbus, dans la catégorie des maladies pestilentielles. Il pense qu'ainsi que beaucoup d'entre elles il n'est que symptomatique, dépendant d'une atteinte directe sur le système moteur du cerveau, et que d'après une expérience de plus de cinquante ans, il a reconnu que le véritable spécifique dans les maladies nerveuses réside dans l'emploi du moxa ou du cautère actuel ; que le mérite dans l'emploi de ce spécifique, consiste à placer l'un ou l'autre suivant l'espèce et la nature de l'affection nerveuse, ainsi qu'il l'a établi dans quelques-unes de ses observations.

directe du système moteur, dont les premiers symptômes doivent s'annoncer par un froid général plus particulier dans le système Rachidien. Les vomissemens, le volvulus, et tous les accidens ne sont à mes yeux que consécutifs et secondaires; attaquer la cause, c'est faire cesser les effets, d'où je conclus que les remèdes administrés intérieurement, quoiqu'agissant directement sur le système attaqué, ne peuvent pas être d'un grand secours, et qu'il n'y a que le cautère actuel ou le moxa, dont l'action est prompte, qui soient capables d'en triompher.

Je diviserai le traitement en deux classes : prophilactique ou préservatif, et curatif.

Le moxa à l'un des bras, pour les hommes courageux, un second sur les reins, un troisième sur le creux de l'estomac, sont autant de sentinelles avancées contre les attaques de l'ennemi. Les vésicatoires dont la suppuration ne dure que huit à dix jours, sont en quelque sorte nuls; si on les renouvelle, les douleurs sont intolérables, et mille fois plus fortes que celles causées par le moxa, dont la suppuration sera de quarante jours et sans douleurs. Son action est comme je l'ai dit d'électriser tous les systèmes, de les tenir éveillés, ce que vous n'obtiendrez jamais par les vésicatoires.

Si l'invasion a eu lieu avant l'arrivée du médecin, c'est-à-dire, avant que le malade se soit ressenti du frisson, vous aurez les mêmes moyens à employer que pour le préservatif.

Comme il me semble que dans la description que l'on a donne de cette maladie, les médecins n'ont pas expliqué quel est le système qui joue le principal rôle, du moteur ou du sensitif, ce sera aux individus qui sont sur les lieux, à faire cette distinction.

Au reste, il serait peut-être plus sage d'essayer les deux moyens sur deux malades dans un hôpital ; quelle que soit la méprise, elle ne peut pas être funeste au sort de l'un ni de l'autre malade ! Si l'on a l'attention d'étudier la maladie, si elle est à son début, ou à quelle période lorsque le médecin à été appelé, quelque temps après vous aurez la juste mesure de celui à qui vous devez donner la préférence. L'application du cautère actuel consiste à se procurer un cautère plat, de la dimension de deux pouces de diamètre, en forme de rosette, de le faire chauffer à blanc et de l'appliquer sur le creux de l'estomac, de l'épaisseur d'une ligne ; la condition de le chauffer à blanc est essentielle pour éviter de la douleur. Enduits d'onguent populeum, les pansemens seront ensuite faits de partie égale de suppuratif et de beurre frais ; la guérison est de quinze jours au plus.

Cette cautérisation n'a rien de bien douloureux, et donne l'essort au siége moteur, relève l'ame si elle est abattue, augmente l'action sistaltique du cœur et des gros vaisseaux, et fait cesser toute perturbation ; il en sera de même de l'application du moxa.

Par ce procédé, sans aucun aûtre remède, on peut traiter toute une ville, quelque grande qu'en soit la population, dans une demie journée. Avec des cylindres de coton, des personnes intelligentes peuvent, après l'avoir vu appliquer, faire cette opération.

Qui veut la fin, veut les moyens. Proposer l'application du moxa sans donner quelques explications sur la manière de le faire, sur celle de le placer, sur la marche de son ustion, sur ses effets, ce serait s'arrêter à la moitié de sa course, l'objet en est très-important quoique l'on considère cette opération comme peu de chose, et facile à faire.

Sans m'arrêter à ce qu'ont dit les médecins sur l'espèce de moxa dont ils se servent, ni aux pansemens qu'ils emploient après l'application, je vais rendre compte de mes procédés.

Prenez un morceau de toile de fil ou de coton mi-usée, pour en composer une gaine d'une dimension depuis un pouce jusqu'à deux de diamètre, suivant la grosseur dont on veut les avoir. Je fais une gaine depuis un pied jusqu'à deux, afin d'en détacher des poupées selon que j'en ai besoin; la gaine étant formée par un des bouts, représente un sac borgne; on le renverse pour que la couture se trouve au-dedans.

On prend du coton bien cardé, réduit en longue mèche, on l'introduit dans la gaine; on bourre le coton au fur et à mesure avec une baguette de fer ou de bois, afin de lui donner le plus de fermeté possible, on ferme la gaine comme on l'a fait du côté opposé ; on passe ensuite un fil au moyen d'une aiguille, non-seulement pour lui donner plus de fermeté, mais encore pour qu'en détachant une poupée du corps du cylindre, le coton ne s'ébourre pas. On se sert d'un couteau bien tranchant; on coupe les bouts de chaque extrémité du cylindre, on passe un fil en couronne sur le corps de la gaine, afin que le coton ne s'ébourre pas.

Chaque fois que l'on a besoin d'un moxa que j'appellerai poupée ; on prend comme je viens de le dire un couteau bien tranchant, pour séparer du corps du cylindre une poupée ou moxa ; on repasse un fil en couronne sur le corps du cylindre pour contenir le coton.

Chaque poupée ainsi obtenue de la longueur d'un pouce à un pouce et demi, cela est indifférent ; on la place sur la partie malade que l'on veut ustionner, dans une direction parfaitement horizontale ; on allume la poupée par le côté qui a été détaché du corps du cylindre sur lequel il n'a point été placé de fil en couronne ; le côté au contraire qui a été couronné par le fil repose sur la peau.

L'opérateur, armé d'une paire de pince à anneau, présente sa poupée à une lumière pour l'enflammer dans son diamètre.

Comme le temps nécessaire pour que la chaleur se transmette à la peau est plus ou moins long en raison de la longueur que l'on a donnée à la poupée, les malades ou les assistans le font entrer en ligne de compte dans la durée de l'opération. Pour éviter cette objection, l'opérateur place sa poupée sur une table et dans le creux de sa main ; lorsqu'il en sent la chaleur, à la faveur de ses pinces à anneau, il la place de manière à ce qu'elle se trouve dans une direction très-horizontale avec la partie à ustionner.

La durée pour l'ustion complette de la poupée est de neuf minutes, temps bien long, va-t-on dire, pour une opération aussi effrayante. Ces neuf minutes sont partagées en trois temps ; dans le premier qui est de trois minutes, la douleur s'augmente graduellement et est très-supportable; trois minutes ensuite, les douleurs sont tensives et très-fortes, également supportables ; arrivée aux trois dernières minutes, la douleur diminue graduellement dans la même proportion qu'elle a montée, et finit par zéro ; à cette époque la partie ustionnée ressemble à un morceau de cuir que l'on frappe, et résonne comme un morceau de bois, sans laisser de douleur qu'un resserrement de la peau pendant quelques heures, ressemblant au mouvement du tir-bouchon.

Pour favoriser l'ustion de la poupée, l'opérateur se sert d'un éventail, il agite l'air dans une direction pour ne pas déranger la poupée, procure une certaine fraicheur aux parties du voisinage qu'il ustionne ce qui tempère beaucoup la douleur. Ce mouvement de l'éventail se continue pendant les deux premiers temps qui sont terminés lorsqu'il n'y a plus de fumée. Ces deux temps expirés, le reste de la poupée brûle à feu mort, se couvre de duvet ; l'opérateur soufle de la bouche, verticalement et doucement à diverses reprises jusqu'à ce qu'il n'en reste pas la plus légère partie ; souvent il arrive que l'opérateur est obligé de faire une légère pression sur le reste de la poupée qui est si légère, quelle n'appuie plus sur la peau ou qu'elle peut s'en échapper.

Trois effets bien marqués sont attachés à chacun des temps de l'ustion. Si on enlève la poupée après le premier temps ; la peau est teinte en jaune recouverte d'une légère sueur, produit un prurit qui se termine vers le huitième jour par la desquamation de l'épiderme ; si au contraire on l'enlève à la fin du second temps, la peau est jaune, les nerfs de la partie ustionnée n'ont été que fortement tiraillés, la plaie qui en résulte est douloureuse et ressemble à celle d'un vésicatoire que l'on a renouvelé par un second vésicatoire, reste doulourcuse pendant la durée de la suppuration. Il n'en est pas de même après le dernier temps, le centre du rayon nerveux est totalement détruit, semblable à une toile d'araignée sur laquelle on aurait jeté une balle ; tous les filets, qui aboutissent à ce centre, sont détruits, il n'existe plus aucune douleur. L'opération étant finie, on place, pour appareil, un large emplâtre d'onguent de la mère, du double de la partie ustionnée pour tenir les bords où va s'établir la fluxion dans un état de souplesse. Il est bon de faire remarquer qu'il faut que l'onguent de la mère soit bien préparé ; trop cuit, la suppuration n'a point son activité nécessaire; trop peu cuit, il fond et coule sur les bords de la peau ; la litarge ressuscitée devient un *escarotique* très-douloureux sur la plaie.

Ici se signale l'expérience de l'opérateur, et c'est dans les premières vingt-quatre heures qu'il va établir son pronostic. Si le matin qui suit la première nuit, le malade se réveille avec une légère moiteur, qu'il ait été tranquille, il pourra assurer une guérison complette dans les quarante jours, la suppuration sera blanche, douce, louable et coulera sans douleur. Si au contraire la peau reste sèche, que le malade ait été agité, la plaie sera douloureuse, la la suppuration icharreuse sanguinolente et de longue durée, ce qui est parfaitement étranger à l'opération et dépend de la qualité des humeurs ; il est d'autres détails fort intéressans qui se rattachent aux différens malades que j'ai eu à traiter, et qui occuperaient un long chapitre.

Les pansemens se font avec l'onguent de la mère la chute de l'escarre, dans les maladies du premier ordre, se fait du dix au quinze ; dans ceux du second ordre, la chute est indéterminée. Tout ceci est étranger au choléra-morbus, et ne sert que pour mémoire.

Je terminerai mon écrit par un petit appendice sur la pustule maligne, contagieuse, que l'on a rangée dans la même catégorie des fièvres pestilentielles, dont la différence m'a paru sensible et intéressante à faire connaître.

Tous les médecins qui ont écrit sur la peste ont reconnu que le principe morbifique était d'une nature réfrigérante portant sur le système moteur du cerveau une sorte d'invitalité.

Il n'en est pas de même de la pustule maligne, le principe morbifique est de nature de feu dont l'action s'exerce primitivement sur le système sensitif de la peau, et produit en un instant l'incendie générale. Voici à ce sujet ce que j'ai recueilli d'intéressant.

Au mois d'août 1787, un voiturier de Saint-Pourçain, petite ville à six lieues de Moulins (Allier), perdit un cheval apès six jours de maladie. Ne voulant pas tout perdre, il leva le cuir avec son domestique ; ce malheureux fut pris d'une fièvre ardente et périt le cinquième jour, le corps tout couvert de pustules gangréneuses ; le domestique mourut le lendemain de son maître ; l'épouse et la fille furent atteintes par la contagion et périrent six jours après.

Une jeune personne (la fille Rouzier, âgée de onze ans), conduite par la curiosité, se porta sur le seuil de la porte de la maison infectée ; deux heures après, c'est-à-dire, sur les six heures du soir, elle sentit une douleur vive sur la commissure de la lèvre inférieure du côté droit, la fièvre ne tarda pas à se déclarer.

Le père fit appeler le médecin qui avait traité les malheureuses victimes ; après l'examen, il dit au père: « votre fille vient d'être frappée par la conta- » gion, marquée par un point noir assez sensible. » Cette maladie est au-dessus de mes forces, rendez- » vous à Moulins où les ressources sont plus multipliées. »

Le père désolé, partit et marcha toute la nuit, il arriva chez moi, au moment où je rentrais de retour de quelques visites. J'étais avec un confrère (M. Bouchet) ; je le fis appeler pour lui demander son avis, il me dit : » Vous n'avez d'autre parti » que celui d'enlever la portion intéressée avec le » bistouri (l'escarre avait acquis le volume d'un » pois long), et d'y placer le beurre d'antimoine. » Connaissant tous les dangers d'un semblable moyen, je fis placer la jeune personne dans une chambre en ville ; je lui fis administrer deux grains d'extrait d'opium, et j'ordonnai de toucher l'escarre avec la barbe d'une plume trempée dans le laudanum liquide toutes les heures, de lui faire prendre une boisson de plantes chicoracées, promettant de la voir toutes les deux heures.

Il n'est pas inutile de faire observer que la fièvre était considérable, la figure enflammée, la conjonctive injectée avec un commencement d'ictéricie et une soif ardente.

Je fis ma première visite à huit heures, je la trouvai dans un profond sommeil, à dix, même sommeil, le pouls avait perdu de son intensité, à midi, avec le même sommeil, le pouls était plus souple, la figure moins enflammée, à deux heures, toujours dans le sommeil; il se manifesta un commencement de moiteur à la peau; l'escarre était borné par une ligne de séparation du mort avec le vif. A quatre heures, on leva la jeune personne, couverte d'une sueur considérable par tout le corps; on la changea de linge, tous les symptômes inflammatoires avaient entièrement disparu; l'escarre, dans sa séparation, avait également fait des progrès; elle se sentit des besoins de manger, je lui fis donner trois parties d'eau, une partie de bon vin généreux, du sucre et une tranche de pain. A part l'escarre de la lèvre, la jeune personne me dit qu'elle ne se ressentait d'aucun mal; je prescrivis pour le soir un grain d'extrait d'opium; continuation du laudanum à la lèvre.

Le lendemain, l'escarre était au trois-quarts détachée, la journée se passe bien, et le surlendemain, il ne restait qu'un vide considérable par la chute de l'escarre; je proposai la suture du bec de lièvre; l'enfant s'y refusa, le père, forgeron de son métier, se trouva obligé de partir avec sa fille, je lui donnai un peu de stirax, pour achever de la guérir. Elle est restée avec une cicatrice extrêmement difforme, d'où découlait continuellement une quantité de salive. A l'âge de de seize ans, elle tint la place d'un ouvrier dans la maison de son père, et elle vit encore.

J'ai eu occasion de traiter fréquemment des bubons charbonneux, j'ai toujours eu les plus grands succès de l'emplâtre de poix noire, malaxée avec l'opium ; et comme il arrive presque toujours que ces sortes d'accidens sont accompagnés d'une apparence d'ictéricie, je fais vomir les malades, l'usage de la crême de tartre, quelquefois mêlée avec un peu de quina en poudre, complette la guérison.

Lecteurs bénévoles à qui j'adresse ce mémoire, faites grâce à la diffusion et à l'incorrection du style, ne jugez que de ma bonne volonté ; pensez que c'est une plume, qui est au terme de son seizième lustre, qui l'a écrit. Je me suis borné à tenir note des observations recueillies pendant près de soixante ans, heureux si en vous les offrant j'ai pu mériter votre estime.

Je laisse au ciel le soin de choisir les événemens du reste de ma vie ; arrivé à un âge où nul mortel ne doit plus oser écrire, il est temps que je cesse, pour ne plus m'occuper que des préparatifs de mon prochain voyage, et me mettre en mesure de rendre compte à celui à qui rien n'échappe jusqu'aux plus secrettes de nos pensées.

ARNAULD, *Docteur-médecin.*

MOULINS, IMPRIMERIE DE P.-A. DESROSIERS.

BIBLIOTHEQUE ROYALE

ERRATA.

Au titre et à la fin au lieu de ARNAULD, *lisez* ARNAUD.

4e. *p.* 15e. *l.* *supprimez* et.

31e. *p.* 18e. *l.* l'enciplégie, *lisez* émiplégie.

33e. *p.* 18e. *l.* d'allebullesis *lisez* d'albucasis.

35e. *p.* 3e. *l.* titanique, *lisez* têtanique.

35e. *p.* 8e. *l.* *supprimez* le pouls plein et dur.

38e. *p.* 26e. *l.* *ajoutez après le mot maigreur*, et.

39e. *p.* 15e. *l.* cervicule, *lisez* cervicale.

43e. *p.* 17e. *l.* insolution, *lisez* insolation.

44e. *p.* 28e. *l.* un cautère, *lisez* mes cautères.

45e. *p.* 1re. *l.* j'appliquai le cautère, *ajoutez* à rosette.

46e. *p.* 19e. *l.* *ajoutez après* resserrement, *le mot* de la mâchoire.

57e. *p.* 25e. *l.* *ajoutez après* direction, *le mot* verticale.

59e. *p.* 22e. *l.* *les mots* à la chute de l'escarre, *doivent se trouver après ces mots*, dans les maladies du premier ordre

www.ingramcontent.com/pod-product-compliance
Ingram Content Group UK Ltd.
Pitfield, Milton Keynes, MK11 3LW, UK
UKHW012251240726
13966UKWH00004B/1389